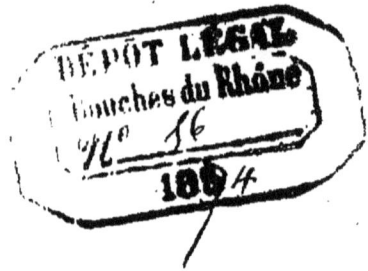

PROPHYLAXIE DENTAIRE

Conformation des dents chez l'Adulte

DENTS — du maxilaire sup.ʳ soit du haut.

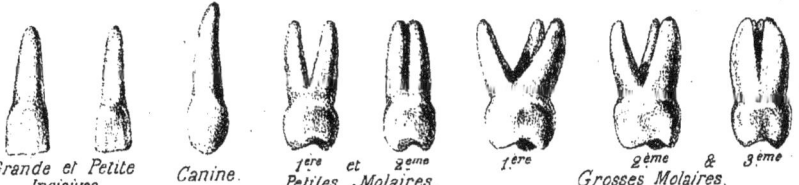

Grande et Petite Incisives. — Canine. — 1ᵉʳᵉ et 2ᵉᵐᵉ Petites Molaires. — 1ᵉʳᵉ — 2ᵉᵐᵉ & 3ᵉᵐᵉ Grosses Molaires.

du maxilaire inf.ʳ soit du bas.

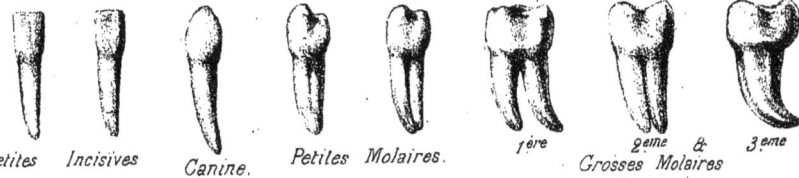

Petites Incisives — Canine. — Petites Molaires. — 1ᵉʳᵉ — 2ᵉᵐᵉ & 3ᵉᵐᵉ Grosses Molaires

La 3ᵉᵐᵉ Molaire est appelée dent de sagesse.

Coupe verticale des principales dents du haut pour montrer la disposition des cavités dentaires.

Coupe verticale des principales dents du bas.

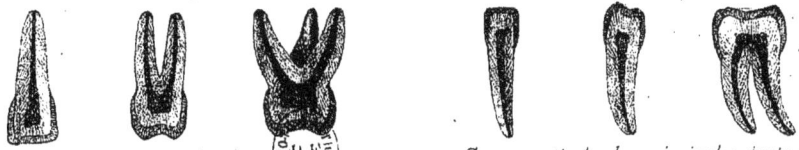

PROPHYLAXIE DENTAIRE

INSTRUCTIONS ET CONSEILS

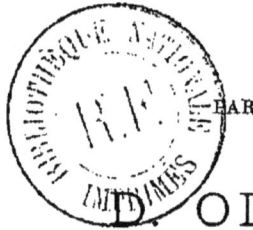

PAR

D. ODDO

CHIRURGIEN DENTISTE

Mieux vaut prévenir que guérir,
conserver que détruire.

MARSEILLE

TYP. ET LITH. BARLATIER-FEISSAT PÈRE ET FILS,
rue Venture, 19.

1874.

PROPHYLAXIE DENTAIRE

—~~~~~~—

A une époque où l'on s'efforce de populariser
la science, il est surprenant que l'on n'ait pas eu
l'idée de faire connaître au public ce qui le touche
de plus près : les notions générales nécessaires
aux soins à donner à sa propre conservation, si
intimement liée à l'intégrité de l'appareil dentaire.

Une excellente santé dépend souvent d'une
bonne dentition ; aussi, combien de maladies, de
dépérissements dont la source est inexpliquée,
et même de vieillesses prématurées, qui n'ont
d'autres causes que de mauvaises dents.
Lorsqu'on réfléchit que le premier acte de la
digestion se passe dans la bouche, où les aliments
sont broyés et mêlés aux sucs salivaires, il est
aisé de comprendre que, si cette opération est
nulle ou incomplète, l'estomac, recevant une

nourriture mal préparée, ne peut pas fonctionner normalement

Outre les désordres qui peuvent s'en suivre, les maladies dentaires deviennent la cause permanente, non-seulement de souffrances souvent intolérables, mais d'une foule d'ennuis, en détruisant l'harmonie du visage, la grâce du sourire et la netteté de la prononciation.

Et, cependant, trop de personnes ne donnent à leur bouche aucun des soins qu'elle réclame, ne se rendant pas compte des conséquences funestes qu'entraîne leur négligence.

La carie, maladie si fréquente et si grave, n'épargnant aucun âge, débutant presque toujours sans douleur, se développe insidieusement. L'attention ne se porte malheureusement sur le mal que lorsqu'il est déjà ancien et que la carie est devenue douloureuse, mais alors le malade évite le cabinet du vrai dentiste, et se livre à l'empyrisme sous la double influence d'une crainte exagérée de la douleur et du préjugé trop généralement répandu, qu'il n'y a d'autres remèdes à opposer au mal aux dents, que l'extraction, et l'on recule naturellement devant l'emploi de ce moyen extrême et si douloureux.

Il est vrai qu'aujourd'hui, par le protoxyde d'azote, qui tend à remplacer avantageusement le chloroforme et l'éther, on est parvenu à supprimer la douleur. Mais, entre des mains inexpérimentées, cet agent anesthésique devient l'instrument docile de la *destruction* d'une foule de dents qui, presque toujours, pourraient être conservées.

On ne réfléchit pas assez, on ignore peut-être même que, si, pendant de longues années, l'empyrisme a tenu lieu de science dans l'art dentaire, cette science est aujourd'hui constituée. Les maladies des dents sont étudiées comme celles du reste de l'organisme ; elles ont leurs médications particulières, sont susceptibles d'être guéries ou enrayées, surtout si on les combat dès leur apparition, tandis que, abandonnées à elles-mêmes, et arrivées à un certain degré de gravité, le mode de traitement devient d'une application beaucoup plus difficile.

Aujourd'hui, si malgré les perfectionnements introduits dans l'art dentaire, on n'a pas pu proscrire d'une manière absolue l'extraction, on en a tout au moins considérablement réduit la fréquence, en multipliant les méthodes et procédés de conservation, à l'application desquels doit tendre tout praticien jaloux d'élever sa profession à la hauteur d'une science.

Dans le cours de cet opuscule, on trouvera un aperçu anatomique de la dent, de ses maladies, des moyens de les prévenir ou d'y remédier, et l'on comprendra facilement l'importance de faire visiter tous les six mois, environ, par un dentiste capable, sa bouche et celle de ses enfants, quel que soit leur âge, examen que l'on ne peut faire soi-même que d'une manière très incomplète. Ces fréquentes visites auront pour avantage de faire découvrir, en temps utile, le début d'une maladie que l'on ne reconnaîtrait que trop tard, et de familliariser l'enfant avec le cabinet du praticien, qu'il n'aborde généralement qu'avec une extrême répugnance.

Notre longue pratique nous a démontré, en effet, que la plupart des malades ne se décident à consulter le dentiste que contraints par de longues et intolérables souffrances. Dans ces conditions, le praticien, après avoir calmé la douleur, est naturellement amené à faire une visite minutieuse de toutes les dents, et, neuf fois sur dix, il constate qu'un grand nombre d'entr'elles est atteint de carie plus ou moins avancée, que son devoir l'oblige à signaler au patient, lequel fait presque toujours la même réponse : *Les dents que vous indiquez comme étant malades ne m'ont jamais fait souffrir !* Que conclure d'un pareil argument? Le seul bon sens suffit pour y répondre. Pourquoi attendre que ces dents deviennent, chacune, à tour de rôle, douloureuses, car la dent qui fait souffrir aujourd'hui était, quelques années auparavant, dans les conditions de celles où l'on vient de découvrir un commencement de maladie qu'aurait très certainement arrêté, sinon prévenu, l'examen du dentiste.

La carie, étant encore superficielle, peut être, avons-nous dit, combattue avec succès. Et non-seulement la guérison est prompte, radicale, mais elle est sans douleur. Et, ce qu'il n'est pas hors de propos de faire observer, on ne s'expose qu'à une bien minime dépense.

Fig. 1. A. — L'ivoire ou dentine forme la partie la plus considérable de la dent, constituant la racine, qui est logée dans l'alvéole (*cavité creusée dans le maxillaire*), et une partie libre, formant le couronnement avec l'émail, qui en recouvre la surface.

Fig. 1. B. — L'émail, substance très dure, d'un blanc nacré, insensible, sert d'enveloppe protectrice à la partie libre de l'ivoire dont nous venons de parler. Sans cette couche brillante, la dent serait extrêmement sensible aux variations de température, au contact des corps étrangers, la simple pression de la langue suffirait même à produire de la douleur. La nature a donné l'émail à la dent comme la peau à la chair, l'écorce à l'arbre.

La dent présente un léger rétrécissement entre la couronne et la racine ; c'est à cette ligne de démarcation, appelée collet, que commence l'adhérence de la gencive.

Fig. 1. C. — Le cément, la plus minime partie de la dent, véritable couche osseuse d'un aspect truitée, revêt la surface externe de la racine jusqu'aux limites du couronnement; c'est à

Fig. 1

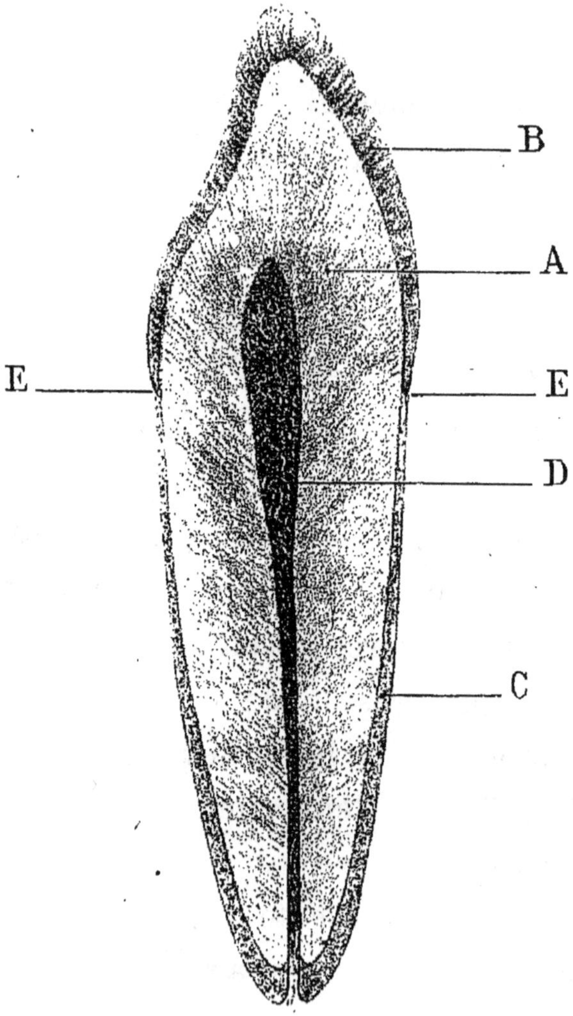

B

A

E ———————————— E

D

C

Coupe verticale d'une dent incisive.

A Ivoire ou Dentine, formant le corps principal de la dent.
B Émail, couche protectrice de l'ivoire formant le couronnement.
C Cément, couche osseuse où adhère la membrane alvéolo-dentaire cons-
tituant l'élément nutritif.
D Cavité logeant la pulpe, organe sensitif.
EE Collet de la dent, ligne où termine l'émail et où commence l'adhérence
de la gencive.

cette substance qu'adhère fortement, ainsi qu'à la paroi alvéolaire, le tissu appelé membrane alvéolo-dentaire ou périoste (1) constituant le principe nutritif de cet organe.

Fig. 1. D. — La pulpe. La dent présente dans son centre une cavité qui commence à l'extrémité de la racine et vient se terminer au milieu du couronnement.

Cette cavité renferme la pulpe ou moëlle dentaire, d'une couleur légèrement rosée, se moulant parfaitement à ses parois, auxquelles elle adhère.

La pulpe se compose d'un faisceau de nerfs, d'artères et de veines, le tout réuni dans un sac membraneux. Cet organe constitue l'élément sensitif, presque indépendant de la membrane périostale ou nutritive ; par suite, la pulpe peut être détruite, et la dent perdre sa sensibilité, sans, pour cela, cesser de vivre, or, s'il existait une corrélation intime entre ces deux éléments, ils succomberaient en même temps.

(1) Le périoste est une membrane fibreuse, organe de nutrition et de la reconstitution des os auxquels il adhère.

Il en est tellement ainsi, qu'on remarque chez les enfants la pulpe dentaire excessivement développée (*fig*. 3) (1) , tandis que chez le vieillard, la cavité qui la renferme s'oblitère entièrement sans entraîner, néanmoins, la perte de l'organe , sauf , bien entendu , les maladies indépendantes affectant les tissus qui l'entourent.

Une preuve de plus de ce que nous avançons est qu'une dent privée de sa couronne par la carie et réduite à l'état de racine, par conséquent privée de pulpe, peut supporter, pendant de longues années, une dent artificielle, ayant pour point d'appui un pivot, qui pénètre dans le canal dentaire (2). Il résulte de ce qui précède, que si la membrane alvéolo-dentaire ou périostale ne jouait le principal rôle nutritif, il est évident que la racine ne tarderait pas à être expulsée de son alvéole, comme l'est de notre organisme, toute partie frappée de mort.

(1) Voir à la fin de l'ouvrage, fig. 3.
(2) Voir   id.   id.   fig. 5.

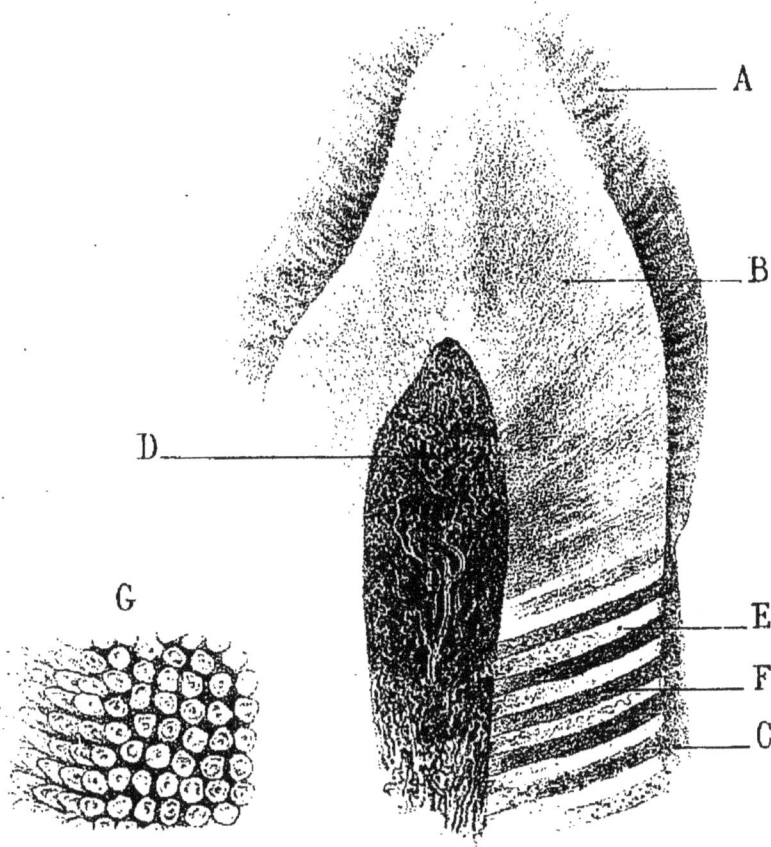

Fig. 2.

Coupe verticale d'une partie de dent pour montrer la structure des divers tissus qui la composent. *d'après un agrandissement considérable.*

A *Émail*. B *Ivoire*. C *Cément, substance osseuse, où adhère la membrane périostale. Élément nutritif.*

D *Pulpe. Élément sensitif.*

E *Tube, renfermant des ramifications nerveuses, fournies par la pulpe.*

F *Substance enveloppant les tubes, ayant des rapports avec le Cément.*

G *Coupe transversale d'un morceau d'ivoire, montrant la disposition des tubes.*

STRUCTURE DE L'IVOIRE OU DENTINE

ET LE RÔLE QU'IL JOUE DANS LA TRANSMISSION DES ÉLÉMENTS SENSITIF ET NUTRITIF

———

L'ivoire (voir *fig.* 2) est constitué par l'assemblage d'un nombre infini de petits tubes microscopiques, réunis et soudés ensemble par une substance propre qui les enveloppe. Ces tubes, appelés canalicules, prennent naissance à la paroi interne de la cavité dentaire et vont aboutir, en rayonnant, à la surface externe de la racine, au-dessous du cément et de l'émail (*fig.* 2. E). Ils sont pénétrés de filets nerveux fournis par la pulpe et établissent ainsi le principe sensitif, partant du centre et se répandant sur tous les points de la dent. D'autre part, la substance qui enveloppe les tubes (*fig.* 2. F), si elle ne la fournit entièrement, concourt à la formation de la masse commune, qui, nous le verrons plus tard, se développe en épaisseur d'année à année et finit, dans la vieillesse, par oblitérer complètement la cavité centrale. Ces diverses couches des tissus osseux, quoique très distinctes, forment entr'elles une union intime. L'émail seul reste dans un état à peu près neutre. On peut donc observer ici, en petit, les mêmes dispositions que nous avons déjà décrites, relativement aux propriétés particulières à chacun des éléments qui constituent l'organe dentaire, c'est-à-dire, que les tubes qui composent l'ivoire représentent autant de petites dents vivant presque dans les mêmes conditions que les grandes. Chaque tube renfermant l'analogue d'une pulpe dont la substance qui l'environne constitue le périoste.

On peut comparer encore cette structure à celle de la plume, qui en rappelle les principales dispositions, car on voit que celle-ci présente un tuyau prolongé d'une tige à fin de barbe, qui en porte elle-même de plus petites appelées barbules, et ainsi de suite. Nous comparons en quelque sorte, le corps principal de la plume à la pulpe, et les barbules aux filets nerveux qu'elle distribue sous forme de rayon à tout l'organe.

En somme, nous pouvons voir dans cette nature mystérieuse un travail de subdivision d'un corps composé d'une infinité de fibres semblables au corps principal lui-même.

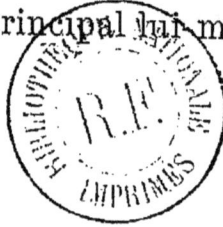

ORIGINE DE LA CARIE DENTAIRE

—

SON TRAITEMENT PRÉVENTIF

———

Parmi les maladies qui affectent les dents, la carie est la plus commune. Indépendamment de l'action chimique des substances prises comme aliments et boissons, tels que le sucre, les acides, etc., il en existe d'autres, très essentielles, dont on ne tient pas assez compte généralement. Ce sont l'influence de la constitution, où les maladies organiques du sujet, enfin l'action délétère des tissus malades environnant le germe de la dent lors de sa formation, causes qui agissent pendant la première période de la dentition,

c'est-à-dire jusqu'à l'âge de sept ans, et prolongent leur action bien au-delà.

Les maladies inflammatoires auxquelles les enfants sont sujets, affectent souvent l'appareil dentaire, Le germe, en formation à cet âge de la vie, ne peut qu'en être fâcheusement impressionné dans son développement, et c'est ainsi qu'il contracte la tendance à la carie. Celle-ci, partant d'un principe constitutionnel ou d'une lésion de fonction, peut s'aggraver de toutes les causes accidentelles susceptibles de décomposer l'émail et, par suite, la substance osseuse.

Ordinairement, cette affection se manifeste dans les anfractuosités qu'on remarque aux surfaces triturantes des molaires. Ce phénomène se passe à l'époque où la dent est formée, mais n'a pas encore percé la gencive, le tissu muqueux qui la recouvre encore étant dans un état d'irritation, le liquide altéré qu'il sécrète pénètre dans les fissures qui se dessinent sur le couronnement, et son contact prolongé suffit pour constituer une cause nouvelle, très suffisante à elle seule pour déterminer la carie.

Appelé à soigner des dents de la deuxième dentition, chez les enfants à partir de l'âge de huit ans, nous avons constaté maintes fois l'existence d'une carie confirmée au moment même où la dent perçait la gencive.

Que doit-on conclure d'une maladie si précoce? peut-on l'attribuer à un abus quelconque, tel qu'on le ferait s'il s'agissait d'une grande personne ? non, certainement

La sortie de la dent de sagesse, qui pousse presque toujours gâtée, après avoir causé de grandes souffrances, vient encore confirmer notre opinion, et fournir une preuve de plus de l'action délétère des gencives malades sur le développement des dents en formation qu'elles recouvrent.

Nous citerons encore, comme agent énergique de destruction, les sécrétions buccales, altérées par certaines maladies de la muqueuse, dont le contact prolongé suffit pour attaquer si profondément le collet de la dent que la couronne peut en être détachée.

Comme traitement préventif applicable, bien entendu, avant l'apparition de la dent, celui qui nous a donné des résultats les plus satisfaisants consiste dans les fréquentes cautérisations des gencives au moyen du nitrate d'argent, soit solide, soit en solution plus ou moins concentrée. Seulement, cette opération demande beaucoup de soins, de ménagements et de savoir faire de la part de l'opérateur, surtout lorsqu'il s'agit de jeunes enfants.

Ce traitement, pour l'inflammation des muqueuses par la méthode substitutive, est celui qui est le plus communément employé en médecine et notamment dans les irritations des muqueuses oculaires. Nous n'avons fait que l'emprunter à la chirurgie. Appliqué aux gencives, il a pour effet de procurer une puissante dérivation, il dégorge les tissus malades, fait cesser la tension et la douleur, et amène la résolution de l'inflammation.

Le gargarisme qui convient après chaque cautérisation, consiste dans le mélange suivant :

> Vinaigre, une cuillerée à café ;
> Sirop de mûre, une cuillerée à bouche dans demi verre d'eau.

Le moment où il convient de l'employer, c'est,
d'abord, pendant que se produit l'évolution de
la première dentition, c'est-à-dire d'un à trois
ans ; ensuite, pendant le travail analogue de la
sortie des dents faisant partie de la deuxième
dentition, dents dites permanentes.

———————

MARCHE DE LA CARIE

SON DÉVELOPPEMENT A TOUT AGE

Nous venons de considérer la dent encore enfermée dans son enveloppe de formation sous-gencivale. Nous avons vu comment s'y manifestent les premières traces de la carie, dont le germe pourra se développer et détruire l'organe peu après son apparition au-dessus de la gencive, comme aussi rester à l'état stationnaire et presque latent pendant de bien longues années.

Nous allons maintenant considérer la maladie commençant à se manifester sur l'organe sorti de la gencive, et en suivre les diverses phases.

En général, la carie qui se révèle sur les diverses faces des dents parfaitement dévelop-pées, se reconnaît par une tache tantôt brune

4

tantôt blanche, à laquelle succède un trou qui grandit progressivement, et, après avoir détruit l'émail et toute la partie de l'ivoire correspondant, atteint et met à découvert la cavité qui loge la pulpe (*organe sensitif*).

Pour arriver à ce dernier degré d'altération, il se passe quelquefois cinq, dix et quinze ans, et ce n'est que lorsque le nerf est mis à nu que la douleur se manifeste.

Pendant la marche de la carie, jusqu'à l'approche de sa dernière période, la dent demeure en général presque insensible, aussi, ordinairement, ne songe-t-on, avons-nous dit, à s'adresser au dentiste que trop tard.

Prise au début, le traitement est fort simple, il suffit de faire disparaître les parties altérées par la carie, et de remplir ensuite la cavité, résultat de cette opération, avec de l'or, ce qui est préférable à tout autre système. Les avantages en sont immenses; l'exécution se fait en une seule séance, sans douleur, et la conservation de la dent est assurée.

Pour obtenir un pareil résultat, il ne faut pas, répétons-le, attendre que la carie envahisse la dent, de façon à mettre la pulpe à découvert, car, si la douleur s'est déjà fait sentir, le mode de traitement change considérablement, et devient alors d'une application plus longue et plus difficile.

La pulpe à l'état sain reçoit sa nutrition des vaisseaux sanguins qui pénètrent dans la cavité dentaire, où les fonctions vitales s'effectuent comme dans les autres organes du corps humain.

Mais, comme eux aussi, elle est sujette à l'inflammation dont les causes les plus ordinaires sont, indépendamment de la carie, que nous venons de signaler, les refroidissements vulgairement désignés par l'expression de *coup d'air*, les chocs violents qui déterminent des fractures ou de simples ébranlements, enfin la périostite chronique. Or la terminaison la plus fréquente de cet état inflammatoire de la pulpe est la suppuration, qui la détruit et se propage à la membrane périostale contiguë à l'orifice du canal dentaire. Dans ce cas, l'extrémité de la racine devient le centre d'un foyer purulent, dont les parois, comprimant le pus, le refoulent dans le canal dentaire où sa présence, lorsqu'elle est compliquée de carie, constitue, ce qu'on est convenu d'appeler *carie humide*.

Si l'on plombe une carie dans des conditions pareilles, bien que l'on prenne soin de calmer préalablement la douleur, si douleur il y a, par des pansements quelconques, on s'expose à de nouvelles souffrances en renfermant, comme on le dit, le loup dans la bergerie. Car, ayant fermé l'issue par laquelle s'écoulait le pus, lequel augmente toujours de volume, il se produit, sur les parois du foyer, une compression des plus douloureuses, qui ne cesse que lorsque le liquide est parvenu à se frayer un nouveau passage au dehors en occasionnant des fluxions et des abcès aux gencives.

Notons bien que la douleur, en pareil cas, résulte de l'accumulation du pus dans le foyer, et d'un engorgement consécutif de la gencive et non de la présence de la pulpe, puisque nous disons qu'elle a cessé d'exister, entraînant avec elle la sensibilité de l'ivoire.

Il est bon de rappeler à nouveau que la pulpe dentaire peut être détruite sans que la dent cesse de vivre, mais les conditions du canal dentaire sont changées. Au lieu de contenir un organe vivant, il ne renferme plus qu'une pulpe en putréfaction et de pus, dont le contact, s'il se prolonge, devra amener inévitablement l'altération de l'ivoire et, par suite, le dépérissement de tout l'organe.

RÉSULTAT CONSÉCUTIF DE LA CARIE

—

DÉSORGANISATION DE LA PULPE, SES SUITES

TRAITEMENT PAR L'AURIFICATION DES RACINES

Il a été dit que le traitement d'une carie superficielle, c'est-à-dire n'attaquant que l'émail et une faible partie de l'ivoire, était d'une facilité extrême ; tandis que, si cette maladie a pénétré jusqu'à la pulpe (1), il devient, au contraire, compliqué et difficile, néanmoins, on parvient, par l'application d'un traitement rationnel, à rétablir une dent réduite à ne plus pouvoir fonctionner, et qui empêche même le travail de ses voisines.

(1) Voir à la fin de l'ouvrage (fig. 6).

Il est bien entendu, toute fois, que, pour qu'il y ait chance de guérison, il faut que le périoste ne soit pas détruit.

Jusques à ce jour le traitement a consisté à nettoyer et garnir la cavité creusée par la carie avec une substance dont la nature a beaucoup varié.

Les travaux récents de quelques célèbres dentistes américains ou anglais, consacrés par la pratique, ont complètement modifié cette opération en substituant l'or en feuilles, disposé d'une manière toute particulière, à tous les corps précédemment employés, et à poursuivre l'opération jusques aux extrémités de la racine. Voici, d'ailleurs, comment elle se pratique :

Après avoir fait disparaître d'une manière complète toutes les parties ds l'os attaquées par la carie, on pénètre dans le canal dentaire pour enlever les restes de la pulpe en décomposition, après l'avoir nettoyé et assaini, on le remplit entièrement avec l'or préparé, et l'opération se termine par l'obturation de la cavité formée par la carie.

Cette opération se divise, on le voit, en deux parties très distinctes.

La première, consistant dans l'aurification du canal (1), constitue à elle seule la nouvelle méthode de traitement, en supprimant le canal osseux dans lequel le séjour du pus entretenait l'inflammation du fond de l'alvéole, que nous avons déjà signalée. Elle se complète par la deuxième partie, qui consiste dans l'aurification de la carie proprement dite (2).

Cette double opération fait ainsi de la dent une masse compacte, inaccessible à tout corps étranger, vivant encore par son périoste, et en assure la conservation indéfinie.

Cette dernière partie de l'opération, toute simple qu'elle est, n'en est pas moins délicate dans son exécution ; elle est très appréciée aux États-Unis, où elle constitue une des plus importantes spécialités dans la profession.

Il existe un autre mode de traitement, plus simple mais moins radical, que nous avons

(1) Voir à la fin de l'ouvrage, fig. 8 A.
(2) Voir   id.   id.   fig. 8 B.

inventé en 1850 et désigné sous le nom de *Perforation des dents*.

Cette opération, qui a rendu de grands services, en rendra toujours pratiquée avec habileté et intelligence. Elle est loin de valoir l'aurification des racines, mais elle permet de conserver longtemps encore, malgré la nature transsudante et humide de la carie, une dent déjà obturée (plombée) par les anciennes méthodes.

La perforation consiste à pratiquer, au collet de la dent, une petite ouverture aboutissant à son centre (1). Elle a pour but d'établir un passage permanent au liquide renfermé dans le canal, car, sans cette issue, il se produirait, au fond de l'alvéole, un engorgement causé par l'affluence de la suppuration, qui occasionnerait sur ce point de vives douleurs suivies de fluxion, abcès, etc. (ce phénomène a déjà été expliqué.

(1) Voir à la fin de l'ouvrage, fig. 9 A.

HYGIÈNE DE LA BOUCHE

« Donne à ta bouche la moitié des
« soins que tu prodigues à ton visage,
« et tu conserveras bien plus sûrement,
« avec ces perles sans prix, qu'elle
« renferme comme un riche écrin, la
« fraîcheur et l'éclat du teint, une
« haleine douce et parfumée, au sou-
« rire, son charme le plus séduisant. »

(Maxime Persane).

Avant de nous occuper des soins journaliers que réclame la bouche, nous devons établir en principe que, pour en retirer les effets attendus, il faut que la dentition soit dans un état de santé complet, sauf à réclamer du dentiste les opérations exigées par les dents malades, afin qu'aucunes d'elles ne mette, par son état de souffrance, un empêchement à l'exercice de la mastication.

Une des opérations les plus essentielles, c'est l'enlèvement du tartre, attendu que son accu-

rer les effets. Son action ne décolera pas la gencive plus qu'elle ne l'était déjà, mais elle empêchera la nouvelle formation du tartre et par les saignements qui se produiront dans les premiers temps, favorisera le dégorgement des tissus. Secondée par l'emploi d'un liquide tonique et astringent, elle pourra même amener son recolement, si la maladie n'est pas trop ancienne et le périoste trop profondément atteint.

Après chaque repas, il est bon de se rincer la bouche, et ne jamais se coucher sans avoir le soin de faire disparaître, avec un cure-dent, tous débris d'aliment restés dans les interstices, afin d'en éviter la décomposition pendant la nuit.

Quant au choix d'une liqueur pour additionner l'eau qui doit servir au rinçage de la bouche, nous ne saurions faire aucune différence parmi celles vendues dans le commerce ; un spiritueux quelconque remplit le but, soit l'eau de Bottot, l'eau de Cologne, etc., et, à la rigueur, l'alcool simplement peut suffire, mais il faut rejeter, d'une manière absolue, l'emploi de toute préparation à base acide, dont la propriété est de blanchir promptement, mais dont l'action chimique dévore et décompose l'émail.

L'usage d'un dentifrice de nature neutre ou alcalin, soit en poudre ou en pâte, est nécessaire, car il est reconnu qu'il ne suffit pas d'un brossage journalier, secondé par un des liquides ci-dessus désignés, pour prévenir la formation du tartre d'une manière absolue.

Toute substance qui a pour but de blanchir les dents, n'agit d'une manière inoffensive qu'à la condition d'être employée avec modération, une fois ou deux par semaine suffit.

Le tartre n'est pas le seul ennemi des dents, d'autres causes peuvent également leur devenir préjudiciables, telles que l'abus des aliments acides ou sucrés, les efforts pour briser les corps durs, ou comprimer fortement, les unes contre les autres, les dents, et surtout les incisives qui servent trop souvent de ciseaux pour couper du fil, ce qui peut déterminer des fentes ou même des éclats dans l'émail. Ce conseil peut s'adresser aux dames.

Disons également qu'il existe, à l'égard de l'hygiène des dents, les préjugés les plus fu-

nestes. S'il faut en citer un exemple, nous signa-
lerons celui-ci qui est assez singulier, à savoir
qu'il ne faut pas faire toucher aux dents
pendant la grossesse. Jusqu'à un certain point,
on peut comprendre que l'idée de l'extraction
puisse effrayer une personne déjà souffrante,
bien qu'il vaille mieux souffrir une seconde que
d'une manière continue, mais que l'on hésite à
se faire soigner une bouche en mauvais état,
c'est ce que l'on ne saurait expliquer qu'en sup-
posant que la malade craint que le dentiste,
auquel elle se confie, ne tiendra pas compte de
l'état particulier dans lequel elle se trouve, ce
que l'on ne saurait admettre d'un praticien à la
hauteur de sa profession.

Il est en effet reconnu que, pendant la grossesse, la marche de la carie est plus rapide, et
que les conséquences de la plupart des préjugés
peuvent compromettre la santé de la mère et
celle de l'enfant.

Des chirurgiens distingués ont remarqué
que c'est principalement pendant la grossesse
que les dents ont de la tendance à s'altérer
plus facilement; c'est donc à cette époque,

surtout, que les soins de la bouche devraient redoubler.

Nous devons compléter ces conseils à l'adresse des jeunes mères, en appelant leurs sollicitudes sur ces chers petits êtres, qui vont bientôt leur créer, avec de nouvelles affections, de nouveaux devoirs. Les dents seront pour eux la cause d'une foule de souffrances du premier âge.

Par ce fait même, nous ne saurions trop recommander d'apporter une attention toute particulière sur les soins que réclame la première dentition (dite dents de lait) qui, habituellement négligée par suite de quelques préjugés, devient généralement la cause de désordres très sérieux, susceptibles de compromettre l'avenir des dents permanentes, et qui certainement seraient conjurés si, dès le début, on lui donnait une bonne direction.

C'est le seul moyen, pour une mère de famille, de s'affranchir de bien des angoisses et d'éviter pour plus tard, à ces chers enfants, les souffrances qu'elle même a très probablement endurées.

Nous ne saurions terminer cet opuscule sans ajouter quelques mots sur l'opportunité de l'application du protoxyde d'azote aux enfants.

Une considération fait souvent ajourner les soins que réclame la dentition des enfants. On s'arrête devant la difficulté de les conduire chez le dentiste, et, une fois cette crainte surmontée, devant la difficulté non moins grande de les décider à se livrer à l'opérateur.

On comprend facilement leurs angoisses et la résistance que l'on cherche à vaincre le plus souvent, et dont on triomphe parfois à l'aide d'un mensonge, qui rend une récidive bien plus difficile, sinon impossible.

Combien ne serait-il pas heureux que ce mensonge fut une réalité ! Autant l'enfant, par ouï dire, sait que l'extraction d'une dent est chose douloureuse et résiste, autant il serait empressé d'aller se faire débarrasser de cette dent qui le tourmente, s'il savait que ce sera sans douleur. Eh bien ! ce résultat peut être obtenu à l'aide du protoxyde d'azote. Mais ici surgit un préjugé très répandu, et d'autant plus faux, qu'il est en opposition complète avec les faits. On s'imagine que, si des dangers accompagnent son emploi chez l'adulte, ils sont bien plus grands pour ces jeunes organisations.

Rien de plus erroné que cette opinion. En effet, l'emploi des anesthésiques est souvent rejeté dans certaines maladies que l'on ne rencontre guère que chez les grandes personnes, mais très exceptionnellement dans l'enfance, car, à cet âge, les organes n'ont pas encore été atteints par une foule de causes qui les altèrent dans le cours de la vie et déterminent des maladies si variées. Ils fonctionnent plus normalement et réagissent plus énergiquement, il est vrai, mais d'une manière plus uniforme sous l'action d'un agent déterminé et dont les effets ont été étudiés avec soin. Il y a donc moins de surprise à redouter, et, par conséquent, moins de dangers à courir. Ainsi, les phénomènes qui précèdent l'insensibilité anesthésique sont plus rapides, leur succession est plus régulière, l'application de l'agent plus facile et des plus inoffensives, car il faut tenir compte du peu de durée de l'anesthésie pour faire une opération, le plus souvent, instantanée, après laquelle, au lieu de cris d'ébranlement nerveux, dont les effets, quelquefois, se prolongent bien au-delà de l'opération, laissant après eux un sentiment de terreur, on voit l'enfant sauter et sourire, tout joyeux de voir hors de sa bouche cette terrible dent qui l'a tant fait souffrir, l'a tant préoccupé et lui a été enlevée sans qu'il s'en doute.

Très certainement, si, ce qu'il y a tout lieu de prévoir, la nécessité d'une nouvelle opération se produit, l'enfant verra sans effroi s'approcher le moment de la visite du dentiste, dont le cabinet ne sera plus pour lui un sujet de terreur.

Nous ne saurions donc trop insister sur l'importance de ces considérations et recommander l'emploi de l'anesthésique, dont notre vieille pratique nous a parfaitement démontré l'innocuité entre des mains prudentes et expérimentées, et dont, maintes fois, nous avons constaté les avantages pour l'enfance

Ici s'arrêtent les conseils que nous nous estimons heureux de pouvoir donner à nos clients.

L'expérience nous ayant démontré combien peu étaient répandues les notions premières de

l'art dentaire, nous avons pensé qu'il y aurait
grand avantage pour le public à ce qu'il pût se
rendre compte des conditions élémentaires de
cet art; qu'il serait toujours profitable pour lui
d'écouter quelques bons avis, et nous nous sommes efforcé de les rendre avec toute la clarté
possible.

Si nous sommes parvenu à jeter quelques
lumières dans cette branche des connaissances
indispensables à l'humanité, si ceux qui ont lu
ces lignes en retirent quelque instruction,
notre but aura été pleinement atteint et nos
labeurs n'auront point été inutiles.

FIG. 3

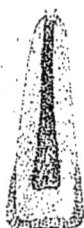

*Coupe verticale d'une dent
de la 2ème dentition, chez un
sujet jeune pour montrer la
pulpe très développée.*

FIG. 4

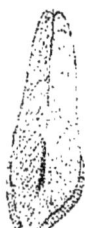

*Coupe verticale d'une
dent de vieillard pour montrer la pulpe presque dis-
parue.*

FIG. 5

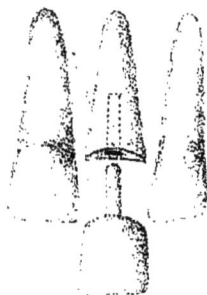

*Racine prête à recevoir
une dent à pivot.*

FIG. 6

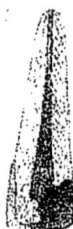

*Coupe verticale d'une dent
pour montrer la partie du
couronnement rongé par
la carie. Pulpe mise à nu.*

FIG. 7

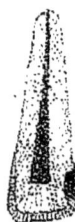

*Coupe verticale d'une
dent pour montrer le dé-
but de la carie.*

FIG. 8

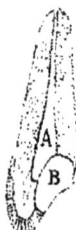

*Coupe verticale d'une
dent pour montrer le ca-
nal et le trou fait par la
carie aurifiés.*

FIG. 9

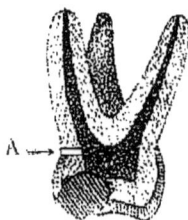

*Coupe verticale d'une
dent pour montrer la carie
mastiquée et la perforation
pratiquée A*

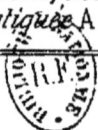